I0060172

8° T 138
d
497

LES ATTRIBUTIONS DU PHARMACIEN-HYGIÉNISTE DANS LA ZONE DE L'AVANT

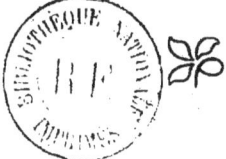

L'UROLOGIE
sous l'œil de l'ennemi

DÉPOT LÉGAL
OISE
N° 4
19/5

✣

PAR

A. HOCQUE

Pharmacien Aide-Major d'Ambulance Divisionnaire

OCTOBRE 1916

(AN III DE LA GUERRE)

IMP. J.-B. PRÉVÔT, BEAUVAIS

8° T₁₃₈ 497

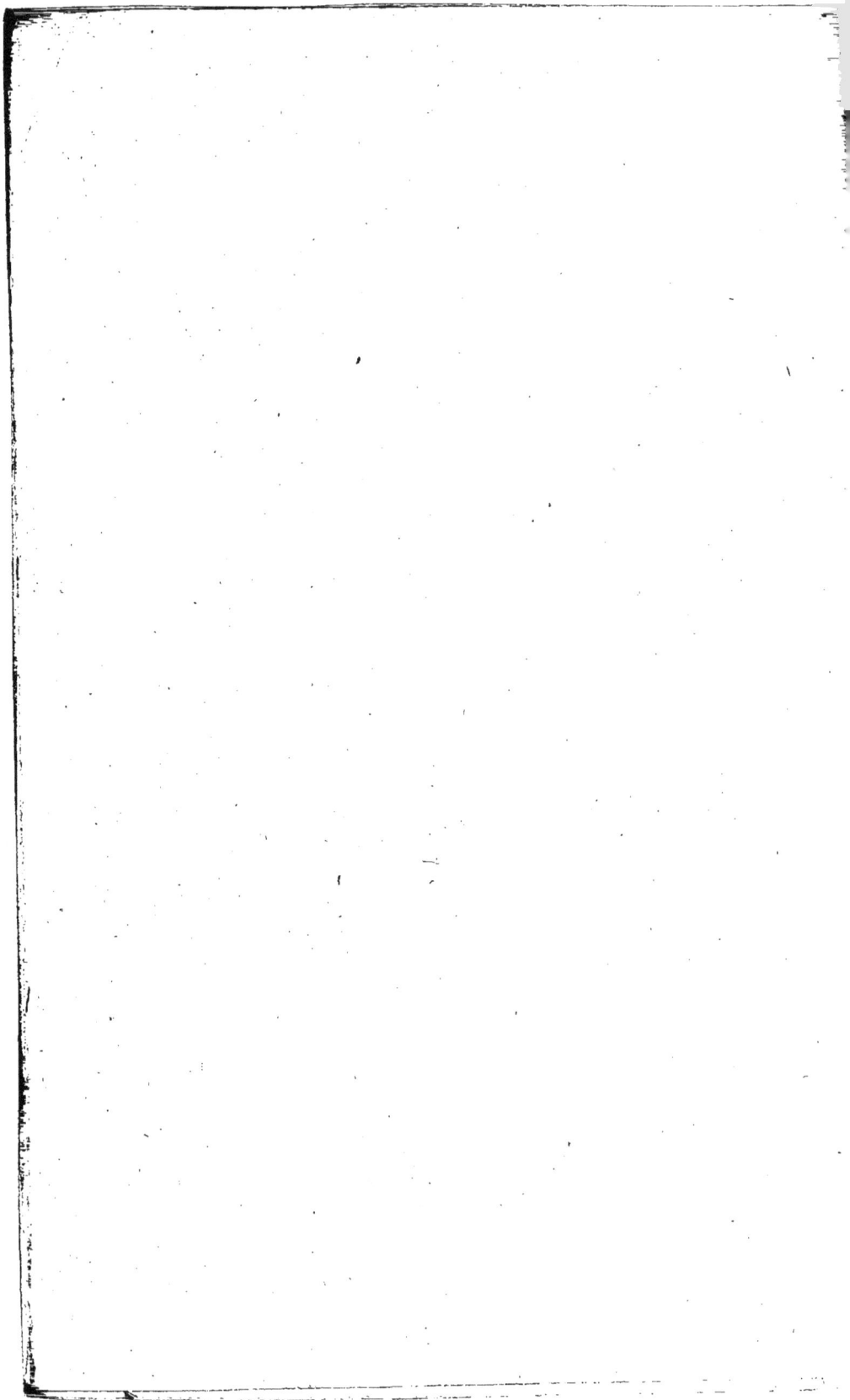

LES
ATTRIBUTIONS
DU
PHARMACIEN-HYGIÉNISTE
DANS
LA ZONE DE L'AVANT

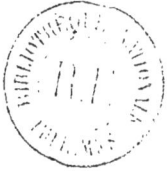

(cachet : BIBLIOTHÈQUE NATIONALE)

L'UROLOGIE
sous l'œil de l'ennemi

PAR

A. HOCQUE

Pharmacien Aide-Major d'Ambulance Divisionnaire

OCTOBRE 1916

(AN III DE LA GUERRE)

IMP.-LIB. PRÉVÔT, BEAUVAIS

A Monsieur le Directeur du Service de Santé EYBERT,
du Groupement . . . . . .

> *Je lui dois l'idée de ce travail
> par l'impulsion qu'il a su donner à
> une hygiène rigoureuse de nos vaillants
> combattants.*

A Messieurs les Médecins-Majors de 1re Classe
COULOGNER, HUBER, DAUTHUILE, Médecins-
Chefs de l'Ambulance Divisionnaire . . . . . .

> *qui, par leur esprit d'organisation
> scientifique et méthodique, ont
> élargi mes attributions, tout en
> facilitant ma tâche.*

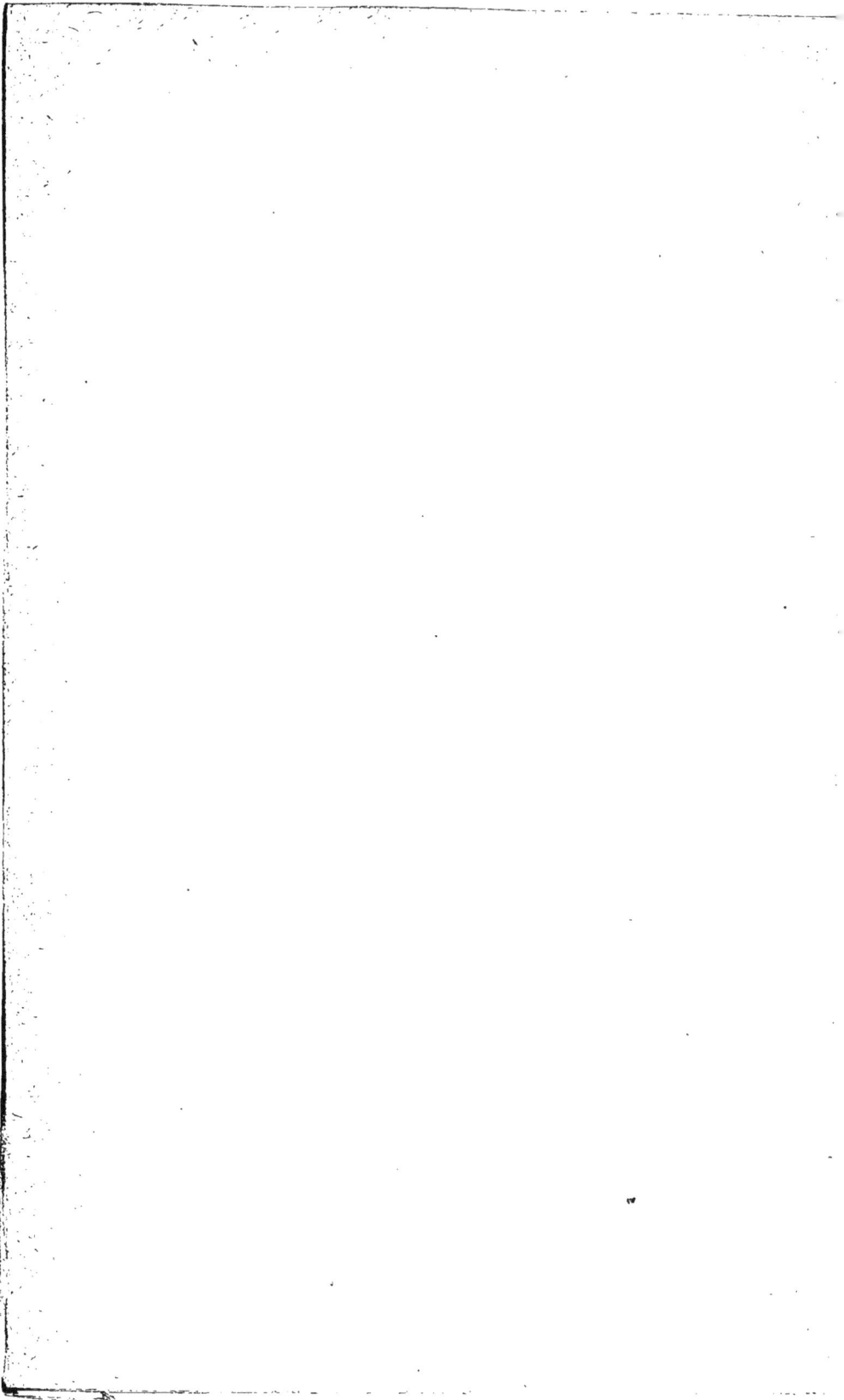

LES ATTRIBUTIONS DU PHARMACIEN-HYGIÉNISTE
DANS LA ZONE DE L'AVANT

On se demande *toujours* quel est le rôle que peut tenir le pharmacien aide-major, ou le pharmacien auxiliaire, dans les formations de l'avant.

Il est certain que la pharmacopée est très limitée dans les ambulances. Mais l'application de toutes les mesures d'hygiène et de désinfection doit être poursuivie avec méthode, initiative, activité, surtout qu'il s'agit de la santé et du moral des hommes de troupes.

Les médecins militaires — qu'ils appartiennent à l'armée active ou à l'armée de complément — ont tous leurs instants absorbés par les soins qu'ils prodiguent aux malades et aux blessés. Chacun se plaît, d'ailleurs, à reconnaître le dévouement inlassable mis au service de la défense nationale par le Corps médical tout entier.

Les officiers d'administration gestionnaires, à qui on avait tendance à confier les services d'hygiène, de désinfection, d'installation de locaux, etc., ne sont réellement pas indiqués pour utiliser, réquisitionner les désinfectants dont ils ignorent les propriétés, le dosage et même les dangers. En outre, leurs fonctions d'administrateurs sont assez multiples et complexes.

Seuls, les pharmaciens, par leurs connaissances scientifiques, doivent devenir les collaborateurs directs du haut commandement et des médecins-chefs dans l'accomplissement de cette tâche parfois aride, toujours indispensable, qui consiste à garantir aux combattants le maximum de valeur hygiénique corporelle.

Comme un programme général et précis manquait, j'ai crû bon — en me basant sur les précieuses instructions de mes chefs — d'en établir les grandes lignes.

Puisse ce « *Guide d'Hygiène* » être utile à mes Camarades de l'Armée qui sauront — cela ne fait aucun doute — en tirer le meilleur parti dans l'intérêt des troupes en campagne et de la conservation des effectifs.

A HOCQUE.

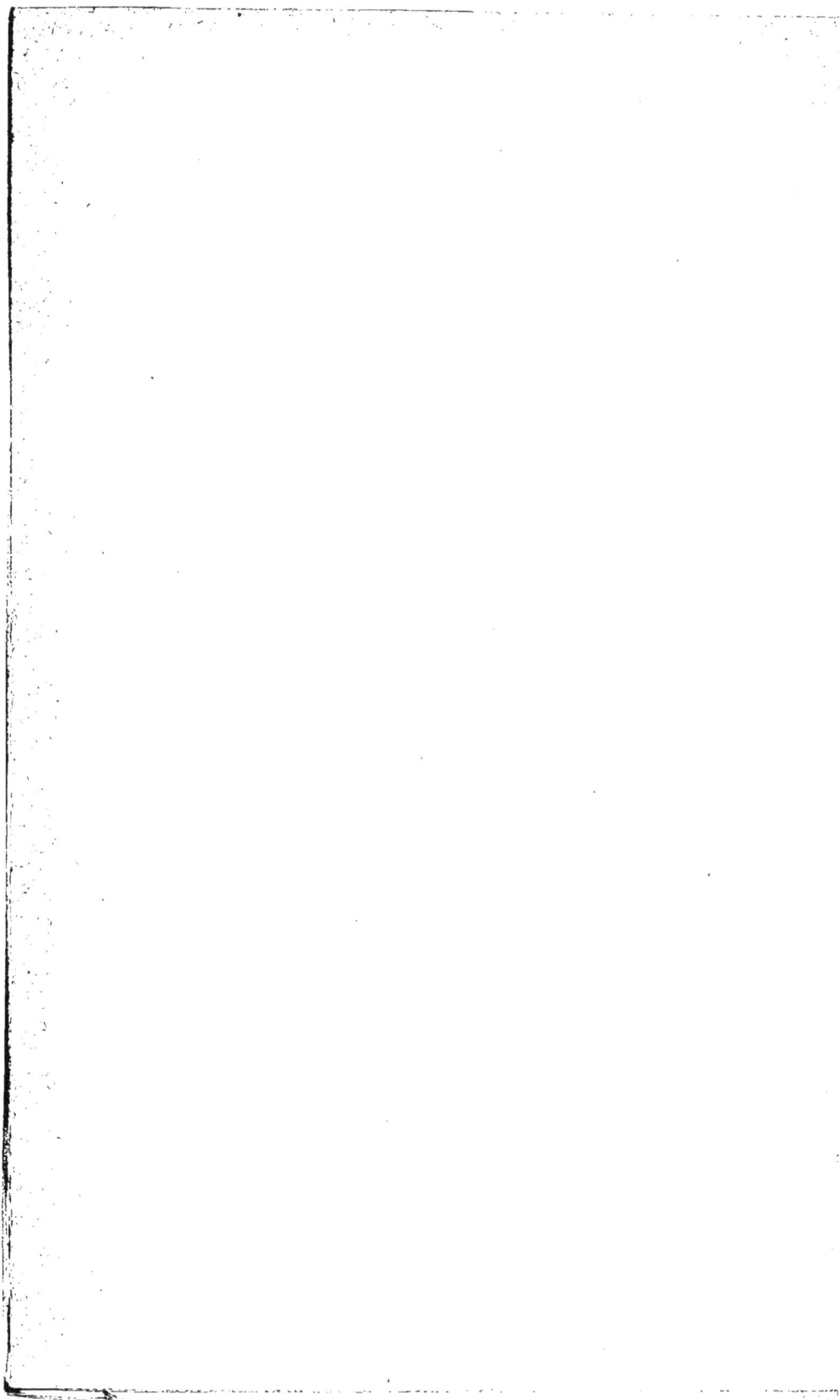

I

ANALYSE DES EAUX

S'assurer de la qualité des eaux de boissons, surtout dans les régions à terrain calcaire fissuré. Les eaux de ces régions sont déjà dangereuses en temps normal ; actuellement elles peuvent l'être davantage : l'enfouissement de cadavres dans ces terrains contaminant les sources à des distances plus ou moins lointaines.

○ ○ ○ ○

II

STÉRILISATION DES EAUX

Procéder à l'épuration des eaux. Deux méthodes :

1º Par la poudre *Georges Lambert* et le filtre Garret. Excellent procédé, mais trop compliqué, au point de vue du matériel, pour les tranchées de première ligne et même les cantonnements de repos.

2º Par la javellisation. **Choix du récipient.** — Soit une cuve en ciment munie de couvercle ; soit une cuve métallique également couverte et dont l'intérieur est cimenté ou peint à l'asphaltine pour éviter l'oxydation ; soit un tonneau en bois, placé debout, dont on enlève le fond supérieur qui, par un faux bord en bois de quatre à cinq centimètres de largeur, sert ainsi de couvercle mobile à obturation parfaite.

Quel que soit le récipient employé, il importe que l'eau y soit prélevée au moyen d'un robinet et non pas en soulevant le couvercle et en plongeant directement dans l'eau les vases ou bidons. Le couvercle doit donc être fixé dans des conditions convenables.

Addition de l'hypochlorite de soude. — Le pharmacien recevant du laboratoire du G. B. D. une solution d'hypochlorite de soude à titre connu, il lui est facile d'en déduire le volume correspondant à peu près à 8 milligrammes de chlore ; quantité reconnue nécessaire et suffisante pour stériliser 10 litres d'eau impure ou 20 litres d'eau de pureté moyenne.

Seulement, comme il peut y avoir tendance à exagérer le nombre de gouttes d'hypochlorite de soude qui communiquerait un « petit goût désagréable » à l'eau que refuseraient de boire les hommes de troupes, il y a lieu de neutraliser l'excès d'hypochlorite. On ajoute alors 100 gouttes d'eau oxygénée pour 10 litres d'eau javellisée. Ce qui réduit le temps d'action de l'hypochlorite à 10 minutes. Et, comme au bout de ce temps, les microbes du groupe *coli* sont détruits, l'eau peut être consommée aussitôt : elle est parfaitement potable et ne possède aucun goût.

○ ○ ○ ○

III

CANTONNEMENTS

Cantonnements de première ligne ou de repos. — L'hygiène des cantonnements est extrèmement importante à observer. Les déjections qui peuvent se trouver le long des murs, dans les sentiers, les ruelles, dans les cours des maisons seront enfouies après désinfection.

L'emplacement où couchent les hommes doit toujours être délimité par des planches ou un clayonnage de manière à ménager des allées où les hommes peuvent circuler sans fouler la paille et sans la transformer en une litière infectée par tous les germes de contamination qu'ils apportent de l'extérieur avec leurs souliers.

Renouveler souvent la paille.

Désinfection partielle. — Chaque jour, lavage énergique du sol du local avec des solutions de chlorure de chaux ou de cresyl carbonaté.

> *Cresyl* .... *1 litre* ⎰ *pour un seau de campe-*
> *Carbonate de soude 1 kilo* ⎱ *ment rempli d'eau.*

Dans certains locaux, deux fois par mois, blanchiment des murs à la chaux.

Désinfection totale. — Au moins une fois par semaine, et chaque fois que les locaux sont occupés par des troupes nouvelles.

Deux procédés dont la durée d'action est de 8 heures :

1° Formol au permanganate.

Formol à 40 %...... 20 cc3
Eau .... 20 gr.
Permanganate de po-
tasse............... 8 g.
$\Big\}$ par M^3 à désinfecter.

Placer le formol additionné de son volume d'eau dans un récipient de capacité égale au moins à 50 fois celle du mélange et ajouter le permanganate d'un seul coup. La réaction est terminée en 10 minutes.

2° Formol et chlorure de chaux.

Chlorure de chaux... 20 gr.
Délayer dans eau tiède
à $40°$.............. 30 gr.
Ajouter formol....... 20 cc3
$\Big\}$ par M^3 à désinfecter.

○ ○ ○ ○

IV

FEUILLÉES

Dans les tranchées. — Établir les feuillées en puisards que l'on creusera dans un diverticule effectué aux angles des boyaux de communication. Les matières seront recouvertes de terre ; on y versera, deux ou trois fois par jour, du cresyl, du chlorure de chaux ou du sulfate de cuivre.

D'une façon générale, l'hygiène des troupes occupant les tranchées doit être particulièrement surveillée. Rappelons-nous

à cet égard, les désastres que les tranchées transformées en
« taupinières » ont engendrés lors de la guerre de Crimée.

Dans les cantonnements. — Les feuillées doivent être
aménagées assez confortablement pour que les hommes
n'aient pas de répugnance à s'y rendre. Elles seront éclairées
la nuit et closes pour éviter la dispersion des papiers par le
vent et sauvegarder le plus possible les sentiments de décence
des hommes.

Un procédé à recommander consiste à couvrir la tranchée
qui sert de fosse, de planches ou de rondins sur lesquels les
hommes peuvent s'installer. L'emploi du clayonnage mobile
pour la clôture permet de déplacer l'installation quand la
tranchée doit être comblée.

Dans certains endroits, des latrines en planches peuvent
être constituées et munies de tinettes avec couvercles.

En tout cas, des boîtes renfermant du chlorure de chaux et
une petite pelle doivent être déposées dans chaque feuillée.
On exigera que chaque homme recouvre ses excréments d'une
pelletée de chaux afin de les soustraire immédiatement au
contact des mouches.

Cette précaution individuelle est d'ailleurs indépendante de
la désinfection à l'huile lourde de houille qui doit être opérée
chaque jour aussi bien à l'intérieur qu'à l'extérieur des feuillées
dont les abords doivent être tenus dans le plus grand état de
propreté.

○ ○ ○ ○

V

FOUR CRÉMATOIRE

La destruction rapide et complète de tous les détritus par
incinération présente une importance capitale.

Les avantages de cette pratique (qui est la caractéristique
des cantonnements et formations sanitaires anglais) sont
encore plus appréciés à l'approche des chaleurs en raison de
la facilité qu'offrent les déchets de toute nature à la pullulation
des mouches.

L'expérience a démontré que l'organisation d'un incinérateur à air libre peut être réalisé facilement avec des moyens de fortune.

Les plus simples, couramment utilisés dans les campements de l'Inde, s'improvisent rapidement sans autres matériaux que la terre. C'est une enceinte circulaire faite de terre mouillée et battue, élevée de 1 m 50 à 2 mètres au-dessus du sol ambiant, large de 2 mètres environ et restant ouverte à sa partie supérieure. Quatre orifices placés à la base, aux extrémités de deux perpendiculaires et maintenus par de grosses boîtes de conserves sans fond sont disposés pour le tirage. C'est là que sont constamment brûlés à l'air libre, au fur et à mesure de leur collecte, toutes les ordures ménagères et les déchets de toutes sortes, y compris ceux des cuisines.

D'autres sont constitués par une enceinte rectangulaire établie à l'aide de briques placées de champ et disposées de telle sorte que leur superposition laisse un espace vide entre chacune d'elles, formant ainsi des parois ajourées pour le tirage. Sur la sole du four, on place, si possible, des barres métalliques comme supports des matières à incinérer.

Enfin, si les circonstances et les matériaux s'y prêtent, l'incinérateur à air libre est régulièrement bâti en briques jointives avec grille métallique, porte et orifice de tirage.

○ ○ ○ ○

VI

DOUCHES

Les mesures de propreté individuelle déjà indispensables en temps normal s'imposent de la façon la plus impérieuse en raison du caractère particulier de la guerre actuelle.

Une organisation spéciale doit donc être prévue dans les cantonnements pour que chaque homme soit soumis, dès son retour des tranchées, à l'action de la douche tiède.

Certaines unités possèdent l'appareil *Charles Blanc* (d'un dispositif pratique et confortable) offert par la « *Coordination des Secours volontaires aux Soldats* ». Rien de mieux.

Mais à défaut de cette installation, prendre quatre seaux galvanisés ; les suspendre au plafond. Grâce à une poulie ils viennent puiser de l'eau chauffée dans une lessiveuse, par exemple. Par un système rappelant la « pomme d'arrosoir » et fait de moyens de fortune, l'eau s'échappe du fond des seaux en colonnes suffisantes pour que le principe de la douche soit acquis.

○ ○ ○ ○

VII

LUTTE CONTRE LES POUX

La destruction des poux exige une grande attention. Les recherches les plus récentes ont démontré que la propagation d'homme à homme du typhus exanthématique s'effectuait par l'intermédiaire des poux.

Il existe : le *pediculus capitis*, le *pediculus corporis*, le *pédiculus vestimenti*.

Poux de la tête. — *a*) Les cheveux seront coupés ras à la tondeuse : les cheveux coupés seront brûlés.

b) Enduire et frotter le cuir chevelu avec de l'alcool camphré, de l'huile camphrée ou du sublimé au millième additionné de 100 grammes de vinaigre par litre.

c) Laisser un certain temps en contact le linge qui a servi à la friction.

d) Nettoyage soigné par de l'eau savonneuse chaude.

Poux du corps (*Adultes et lentes*) qui siègent aux aisselles, à la région des fesses et des parties sexuelles.

a) Douche chaude accompagnée d'un savonnage au savon gras.

Avoir soin de faire déshabiller les hommes infestés par les poux sur une toile humectée de pétrole ou même d'une solution de sublimé au millième additionnée de vinaigre (environ un demi-litre), afin d'éviter que la vermine qui tombe puisse se disperser dans le local.

b) Friction avec :

Pétrole........................	*100 gr.*
Huile d'olive ou autre.............	*50 gr.*
Baume du Pérou................	*10 gr.*

Laisser sécher.

Poux du vêtement. — *a*) Désinfection des vêtements y compris les képis, par sulfuration dans un petit local ou une armoire improvisée fabriquée sur place. Cette sulfuration peut être obtenue d'une manière très efficace par les brûleurs à soufre du type *Geneste* et *Herscher*, ou simplement en répartissant en couche égale, dans un récipient sans fissure (pour éviter tout danger d'incendie), du soufre en morceaux (3 kilos pour 50 m³). On arrose cette couche d'alcool à brûler à raison de 40 cm³ par kilo de soufre. Puis on enflamme l'alcool avec une allumette.

a) Improviser une étuve de fortune avec deux lessiveuses d'inégales dimensions — la plus grande retournée coiffant la plus petite et tous deux renfermant un panier formé de feuillard galvanisé pour recevoir les vêtements (dispositif *Budan*).

c) A défaut de tout cela, repasser les vêtements avec un fer bien chaud, après les avoir légèrement humectés. Il faut insister particulièrement avec le fer sur les coutures et les plis qu sont les asiles préférés des lentes (œufs des poux).

d) Le linge du corps, lui, sera trempé dans de l'eau bouillante et repassé comme ci-dessus.

Mesures préventives. — Le meilleur moyen de se protéger contre la pullulation des parasites (poux, puces) est de porter à même la peau, autour de la poitrine et de la ceinture, des sachets imprégnés d'un des mélanges suivants :

1ʳᵉ FORMULE	2ᵉ FORMULE
Essence de limon.	*Menthol.*
Essence de menthe.	*Anisol ou éther méthyl-*
Essence d'eucalyptus.	*phénylique.*
Naphtaline.	*Essence de limon.*
	Naphtaline.

Les vapeurs qui s'en dégagent détruisent les parasites en une demi-heure environ s'ils sont entre les sous-vêtements et la peau. S'ils se trouvent dans les vêtements de dessus, ces parasites s'éloignent seulement des régions imprégnées. Comme ils ont également une tendance à se réfugier sur les jambes, il est utile de déposer quelques gouttes sur les chaussettes et le bas du caleçon.

Dans les tranchées les hommes sont dans l'impossibilité de changer de linge et de se nettoyer tout le corps. Ils auront donc soin de renouveler l'imprégnation des sachets tous les quatre jours.

Dans les cantonnements de repos, s'ils font usage de ces sachets après une désinfection complète du corps et des vêtements, ils empêcheront la venue de nouveaux parasites.

○ ○ ○ ○

VIII

DÉRATISATION

———◆———

Les ennuis de toute sorte occasionnés par les colonies innombrables de rats qui pullulent dans les tranchées ont provoqué divers moyens de débarrasser les combattants du front de la compagnie de ces désagréables rongeurs, en dehors de l'emploi des chiens ratiers, malheureusement trop peu nombreux pour tous les secteurs.

a) **Virus contagieux**. — Très efficace. Mais ne se conserve pas plus de quinze jours après sa préparation. Son prix est très élevé. Le remplacer par l'**Extrait toxique** également préparé par l'Institut Pasteur.

Le virus contagieux et l'extrait toxique s'emploient comme suit :

Délayer le contenu de chaque bouteille dans un demi-litre de lait bouilli et sucré (10 morceaux par litre). Ajouter à ce liquide du pain coupé en petits morceaux, en quantité suffisante pour obtenir une pâte assez ferme.

Dans le cas où il serait impossible de se procurer du lait, on peut le remplacer par du bouillon ou de l'eau bouillie et sucrée avec un peu plus de sucre que le lait.

b) **Sulfure de carbone** dont les vapeurs tuent les rats en quelques minutes. Spécialement indiqué là où les terriers des rongeurs sont facilement accessibles. On enfonce aussi loin que possible dans chaque trou un tampon de ouate ou un chiffon imprégné de 20 cc de sulfure de carbone ; puis, on ferme l'orifice du trou avec de la terre.

Pour ne pas perdre beaucoup de temps ni de sulfure de carbone, en traitant des trous non habités, il est expédient de boucher sommairement un jour, à coups de talons tous les trous apparents de la zone où l'on se propose d'opérer. Le lendemain on ne traite que les trous nouvellement ouverts par les rats.

c) Pâte très ferme à base d'*extrait de scille*, non dangereux pour les autres animaux, agissant spécialement sur les rats, lentement mais sûrement.

d) Dernier moyen, infaillible et que j'ai expérimenté aussi bien dans les tranchées que dans les cantonnements.

Placer côte à côte deux assiettes. Dans l'une du plâtre recouvert d'une couche de farine ; dans l'autre : de l'eau. Les rats altérés par le plâtre crèvent étouffés s'ils boivent de l'eau.

○ ○ ○ ○

IX

LUTTE CONTRE LES MOUCHES

et les larves de moustiques

Les mouches sont des agents très actifs de propagation des maladies transmissibles. Il faut empêcher leur éclosion, et, si elles ont pu éclore, les empêcher de nuire.

MOYENS

destinés à empêcher l'éclosion des mouches

Dans les cantonnements. — *(a)* Incinération des ordures ménagères qui, avant d'être incinérées, doivent être soigneusement rassemblées et protégées des mouches par un couvercle ou de la terre sèche.

b) Chaque jour, transporter le fumier à distance dans les champs ; labourer ces derniers. Si le labourage ne peut être effectué, arroser les fumiers réunis en tas avec du cresyl à 3°/₀ à raison d'une quinzaine de litres par mètre carré. Cette opération, destinée à détruire les larves jusque dans la profondeur, sera effectuée une fois par mois, de Juin à Octobre. Plusieurs jours après, et à chaque apport nouveau de fumier verser, à la surface, du sulfate *ferrique* (pulvérisé ou en solution à 10 °/₀) pour empêcher la ponte des insectes ailés venus du dehors, (Le sulfate ferrique est différent, par sa constitution et ses effets, du sulfate de fer.)

c) Arroser de cresyl à 3 °/₀ l'emplacement des fumiers et ordures de toutes sortes, de même aussi le sol des écuries et des étables.

d) Traiter, toutes les trois semaines, les fosses à purin, leurs abords, les caniveaux et rigoles qui en dérivent, par du cresyl pur, dont la quantité versée sera calculée au 1/100 de la masse liquide à saturer. Même pratique pour les fosses où doivent être versées les eaux grasses.

e) Faire disparaître les récipients d'eau stagnante dont on peut se passer, les boîtes de conserves abandonnées autour des maisons et dans les jardins et qui sont tous les gîtes préférés des larves de moustiques.

f) Faire épuiser les petites mares dont le fond sera imprégné d'huile lourde de houille ou d'un lait de chaux.

g) Pour les mares dont l'épuisement est impraticable faire disparaître, de la surface, les plantes aquatiques et procéder au pétrolage par le mélange, à parties égales, d'huile lourde de houille et de pétrole qui permet d'étendre, à la surface des mares, une couche huileuse, uniforme, relativement persistante et tuant, en les asphyxiant, les larves de moustiques,

Le mélange est répandu au moyen d'une perche dont l'extrémité est entourée d'un chiffon imbibé de liquide. Sa quantité à employer est de dix centimètres cubes par mètre carré. L'opération doit être renouvelée tous les quinze jours.

h) Pour les feuillées, addition journalière d'huile lourde de houille sur les matières, les parois des feuillées et leurs abords. Avant de les combler, projeter quelques poignées de sulfate ferrique en poudre.

l) Pour les latrines, verser, une fois par semaine, le mélange suivant, pour deux mètres cubes de fosse :

> *Sulfate ferrique*............ *2 kilo 500*
>
> *Huile lourde de houille* ...... *500* cc³
>
> *Eau*....................... *10 litres*

2º **Dans la zone des tranchées.** — Mêmes mesures à prendre vis à vis des feuillées, des détritus etc.... Aspersion d'huile lourde de houille sur les cadavres et les détritus humains ne pouvant être ensevelis ou faisant corps avec les parois des tranchées, les éboulis des trous de mine, etc.... Les saupoudrer ensuite de sulfate ferrique pulvérisé.

3º **Dans les centres d'abats.** — Arroser de sulfate ferrique à 10 °/₀ la terre imprégnée de fiente et d'urine des parcs à bestiaux et le sol des places d'abattage et de dépouillement.

Enfouir tout déchet de viande, viscères, etc.... après les avoir saupoudrés de sulfate ferrique pulvérisé.

Protection contre l'insecte ailé. — Dans les dépôts de vivres et dans les cuisines, préserver le pain et tous les aliments par des dispositifs en toile métallique.

Exiger les mêmes mesures pour les étalages des marchands vendant dans les cantonnements de repos. Cette précaution est trop souvent négligée.

Dans les centres d'abats, installer des baraques improvisées avec couvertures munies de toiles métalliques pour y loger la viande attendant la livraison.

Dans les endroits habités et les plus fréquentés par les mouches, utiliser le formol d'après le procédé suivant.

Disposer dans des assiettes ou boîtes métalliques la solution ainsi composée :

> *Fomol du commerce*........ *20 parties*
>
> *Lait sucré* .... *30* »
>
> *Eau* .... *50* »

(Enduire les bords du récipient de sucre en poudre ou de sirop.) Les insectes succombent après l'absorption de ce mélange dont ils sont très friands.

On peut également se servir de papier " attrape mouches ". Mais, n'employer que les *rubans enduits de glu* et rejeter les

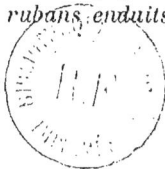

papiers dits " tue mouches " ou les poudres recommandées dans le même but, qui contiennent des produits arsenicaux très toxiques.

○ ○ ○ ○

X

PROPHYLAXIE CONTRE LA GELURE DES PIEDS

et l'affection dite « Pied de tranchées »

Avant tout. — Protection du pied contre l'eau et la boue par des chaussures ou des bas imperméables. Éviter la compression produite par les cordons de souliers, les jambières et molletières trop serrées, surtout au niveau du cou de pied et du mollet.

A l'arrivée au cantonnement. — *a)* Donner à chaque homme un bain de pieds tiède dans lequel il procède à un nettoyage minutieux des pieds, des orteils et particulièrement de la rainure des ongles. Pour faciliter ce nettoyage les ongles sont coupés aussi ras que possible.

Alcaliniser l'eau du bain de pied d'une poignée de carbonate de soude (à se procurer facilement au G. B. D.) ; ajouter 10 grammes de camphre. Se servir de savon mou de potasse, ou à défaut, de savon ordinaire.

Après le bain, mettre des chaussettes propres et sèches. Ne mettre deux chaussettes l'une sur l'autre que si le pied reste bien à l'aise dans la chaussure.

b) Nettoyer les chaussures intérieurement et extérieurement avec de l'eau dans laquelle on aura fait dissoudre du carbonate de soude.

Avant de partir pour les tranchées. — *a)* Renouveler les précautions ci-dessus.

b) Poudrer les pieds et l'intérieur de la chaussette avec la poudre suivante :

Talc.................. *1000*

Camphre pulvérisé..... *25*

Dans les tranchées. — *a*) Essuyer les pieds le plus souvent possible, si on les sent humides.

b) Les poudrer comme ci-dessus, chaque jour, ou les graisser à l'aide du mélange suivant :

> *Lanoline anhydre* .... 20 gr.
>
> *Eau* .... 2 gr.
>
> *Farine de moutarde deshuilée*...... 0 gr. 40

Cette mesure, a l'avantage d'obliger les hommes à se déchausser quelque temps.

c) Eviter le plus possible la position accroupie prolongée qui entrave la circulation des membres inférieures.

Important. — Exiger que les hommes atteints de gelure ne s'approchent pas des foyers de chaleur, sous peine de s'exposer à des accidents graves.

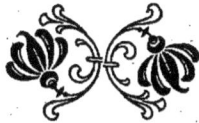

L'UROLOGIE

SOUS L'OEIL DE L'ENNEMI

L'extrème prudence recommandée en temps de paix au pharmacien-chimiste appelé à donner son avis dans le cas d'une urine soupçonnée de renfermer de l'albumine devient une nécessité de premier ordre pendant la guerre.

Combien d'hommes de troupes évacués à tort, sur l'arrière, à la suite d'un résultat erroné d'analyse faite précipitament à l'infirmerie régimentaire ou à l'ambulance de front, analyse qui, par elle-même n'en est pas une : elle se résume à l'essai de la chaleur et de l'acide acétique ordinaire !

Combien d'hommes ont provoqué et peuvent encore provoquer l'ictère soit par l'ingestion d'acide picrique (en pilules) — pour obtenir une coloration jaune de la peau et du globe oculaire — soit par l'ingestion de rhubarbe, de séné, de santonine, pour communiquer aux urines la coloration jaune verdâtre ou brunâtre qui laisserait supposer la présence de matières biliaires dites ictériques !

Une analyse de leur urine, à l'ambulance, découvrira leur supercherie et évitera de les envoyer dans les hôpitaux de l'arrière souvent trop encombrés de « malades légers. »

Il m'a donc été donné d'effectuer de telles recherches. Je les ai toutes faites sinon en « première ligne » du moins à très peu de kilomètres en arrière, avec un « bagage » nullement encombrant pour une ambulance qui a son matériel limité. J'ai simplement adopté les méthodes suivantes.

A. H.

○ ○ ○ ○

ALBUMINES URINAIRES

SEPT ESPÈCES :

1° **Pseudo-albumine ou pseudo-mucine.** — Se distingue de l'albumine vraie en ce que, dans les urines acides, elle donne à froid, par l'addition acétique, un précipité qui ne disparaît pas mais s'accentue par la chaleur, alors qu'elle n'est pas précipitée si on chauffe l'urine non additionnée d'acide acétique.

2° **Serine.** — (Albumine normale du serum sanguin.) Se coagule à chaud entre 55° et 75°.

Ne précipite pas par :

Le sulfate de magnésie en solution neutre.

Le chlorure de sodium.

Les acides faibles.

Précipite par :

Les acides minéraux forts.

Le sulfate de magnésie en présence de l'acide acétique et de l'acide phosphorique.

3° **Globuline.** — (qui provient des globules sanguins.)

Précipite par :

Les solutions concentrées de sulfate de magnésie et de sulfate d'ammoniaque.

Soluble dans les solutions de chlorures alcalins, elle précipite de ces solutions, par la chaleur, les acides faibles.

4° **Albumine vraie.** — (celle qui apparaît dans l'urine au cours des affections du rein et qui est constituée par un *mélange de serine et de globuline.*)

a) Remplir deux tubes d'une même quantité d'urine filtrée et limpide. Chauffer l'urine de l'un des tubes dans sa moitié supérieure. Mettre les deux tubes l'un à côté de l'autre ; les examiner sur un fond noir : on verra le plus petit trouble. Additionner l'urine de quelques gouttes d'une solution étendue *d'acide trichloracétique* (et non d'acide acétique.) Deux phénomènes peuvent se produire.

1° Le trouble disparaît : il était dû à des carbonates et phosphates terreux.

2° Le trouble persiste : on peut alors conclure à la présence d'albumine.

b) Mettre dans un tube quelques cent cubes *d'acide nitrique nitreux*. Par dessus, faire couler de l'urine limpide en ayant soin de ne pas mélanger les deux liquides.

Si l'urine contient des traces d'albumine, un anneau opaque ne tarde pas à se montrer au-dessus de la ligne de séparation. Moins les phénomènes seront rapides à se produire, moins le liquide contient d'albumine.

L'urine des individus soumis à un traitement balsamique (copahu, térébenthine etc...) peut également donner lieu à la production d'un anneau. Mais ce dernier, contrairement à l'anneau albumineux est soluble dans l'acool.

5° **Albumine aceto-soluble.** — Certaines urines renferment une variété d'albumine qui, coagulée à l'ébullition, se dissout avec facilité dans une très petite quantité d'acide acétique. Cette variété constitue l'albumine aceto-soluble ; elle est vraisem blablement intermédiaire entre l'albumine vraie et les albumoses.

On met sa présence en évidence en portant à l'ébullition l'urine et en ajoutant de l'acide acétique ; si le précipité disparaît, on ajoute du réactif de Tauret, lequel précipitera l'albumine qui avait été dissoute par l'acide acétique.

6° **Alcali-albumine.** — Avec une urine albumineuse, mais ayant subi la fermentation ammoniacale, qui, par conséquent, renferme du phosphate triple et dont l'albumine est passée à l'état d'alcali-albumine, la précipitation de l'albumine par la chaleur n'aura lieu qu'après addition d'acide acétique et par ébullition prolongée.

7° **Albumines et peptones.** — (qui proviennent de la transformation des albumines et globulines par l'action hydrolysante des sucs digestifs ou des ferments solubles secrétés par les cellules de l'organisme.) Ces urines donnent un précipité lorsqu'on les chauffe vers 60° ou 70°. Ce précipité se redissout à l'ébullition et réapparaît pendant le refroidissement.

○ ○ ○ ○

ICTÈRE PROVOQUÉ PAR L'INGESTION D'ACIDE PICRIQUE

D'abord : présence ou absence de pigments biliaires et d'urobiline.

Sur urine : Essai par le réactif de Florence à l'acétate de zinc et pyridine = fluorescence verte.

Sur serum : quelques gouttes d'acide nitrique nitreux sur 1 ou 2 cm^3 de serum obtenue par une simple ponction veineuse = teinte rouge acajou due à l'urobiline.

Si ces recherches sont négatives, il y aura, beaucoup de chances pour que l'ictère ait été provoqué. Ce qui pourra être démontré par les essais suivants :

a) 20 cm^3 d'urine acidifiée par 10 pour 100 d'acide chlorhydrique sont épuissés à deux reprises par 50 cm^3 d'éther. A chaque traitement, l'émulsion formée est brisée en ajoutant un peu d'alcool ; puis, les liquides éthérés sont séparés et évaporés à sec. Le résidu est repris par quelques cm^3 d'eau et sur cette solution sont tentées les épreuves ci-dessous :

b) Floche de laine. La réaction n'est positive que lorsque la coloration obtenue résiste à l'action décolorante d'une solution d'extrait de javel à 1 pour 9 (Extrait de javel 1 gr. Eau distillée 9 gr.)

c) Action du cyanure de potassium = obtension du colorant rouge formé par l'isopurpurate.

d) Transformation en acide picramique précipité par le bleu de Méthylène.

Nota. — Comme la coloration des ictériques par l'acide picrique — dont l'élimination est assez rapide — décroît vite, il y a intérêt, nécessité même, à ce que les recherches soient faites immédiatement.

○ ○ ○ ○

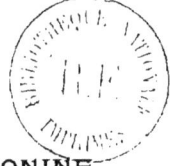

RHUBARBE, SENÉ, SANTONINE

——— ✕◦✕ ———

Leur absorption donne aux urines une coloration rouge par addition de potasse ou de soude.

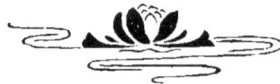

TABLE DES MATIÈRES

•••

Les Attributions du Pharmacien-Hygiéniste dans la Zone de l'Avant :

————— ••• —————

L'Urologie sous l'œil de l'ennemi :

————•♦•————

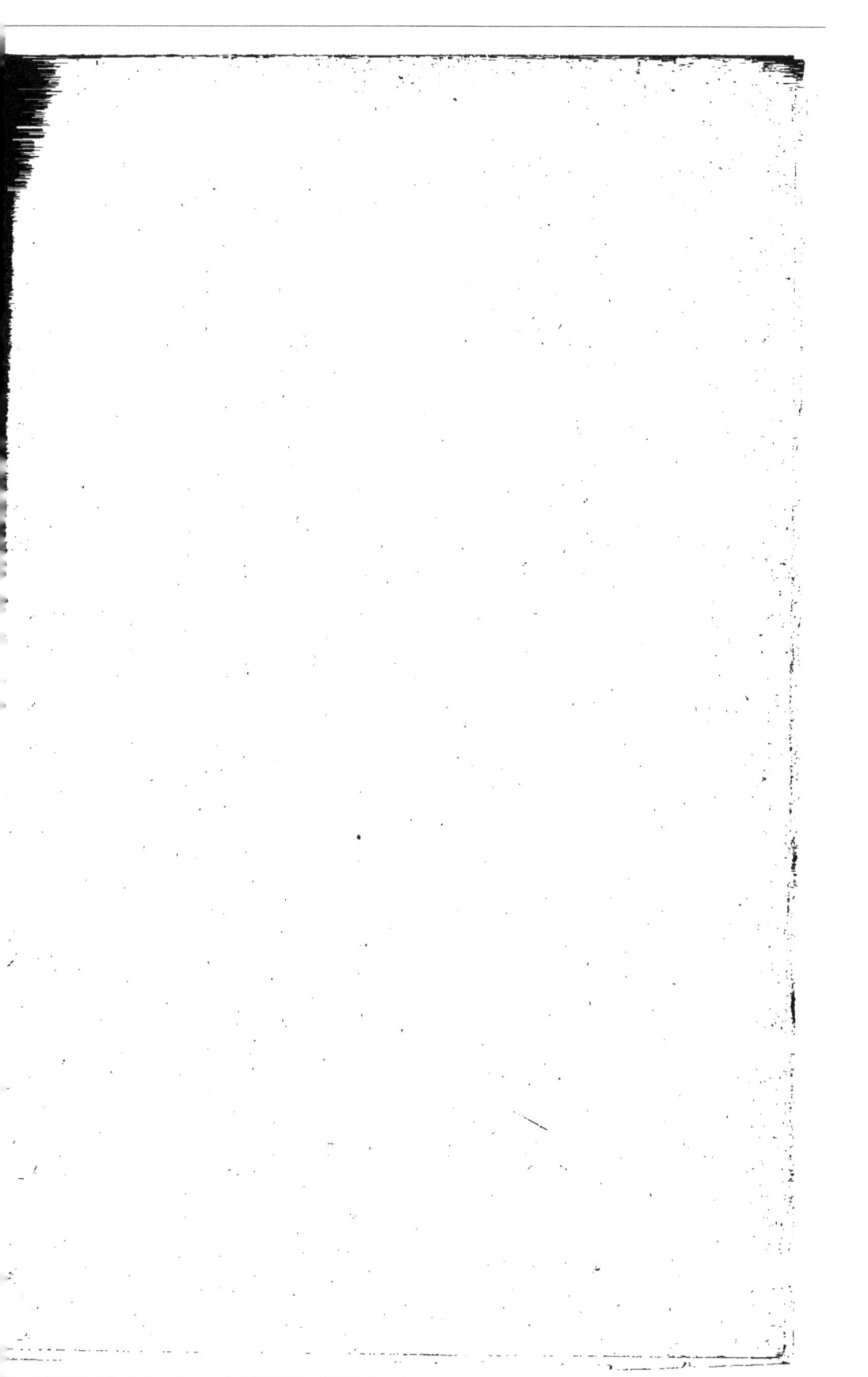

:: IMPRIMERIE :: LIBRAIRIE ::

PRÉVOT
20, Rue Saint-Pierre, 20
BEAUVAIS

:: PAPETERIE :: RELIURE ::

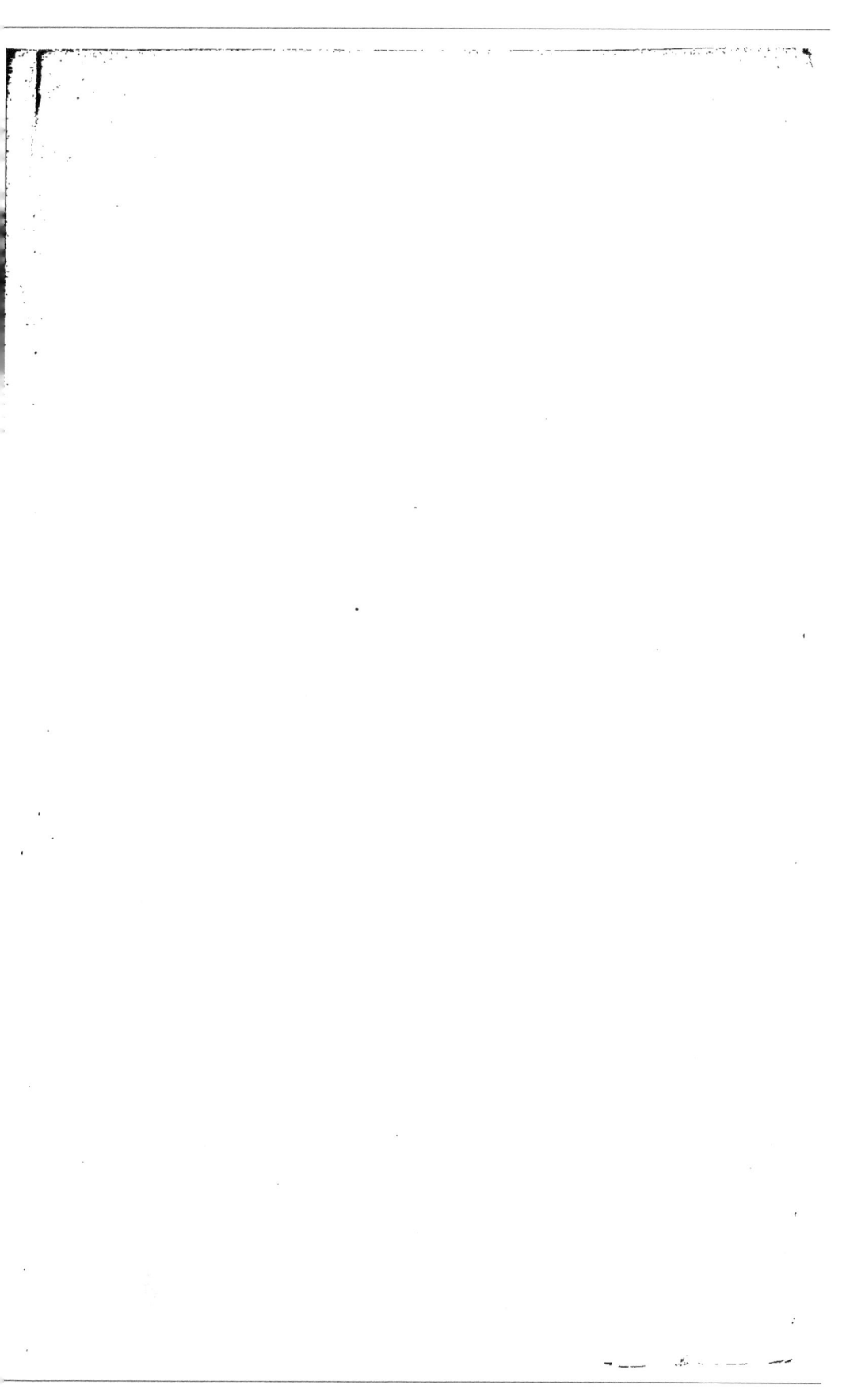

BIBLIOTHEQUE NATIONALE DE FRANCE

3 7531 04113932 1

www.ingramcontent.com/pod-product-compliance
Lightning Source LLC
Chambersburg PA
CBHW060450210326
41520CB00015B/3894